Aamir Al-Mosawi

Progresso na pesquisa de vacinas Covid-19

Aamir Al-Mosawi

Progresso na pesquisa de vacinas Covid-19

ScienciaScripts

Imprint

Cover image: www.ingimage.com

Este livro é uma tradução do original publicado sob ISBN 978-620-3-57458-6.

Publisher:
Sciencia Scripts
is a trademark of
International Book Market Service Ltd., member of OmniScriptum Publishing Group
17 Meldrum Street, Beau Bassin 71504, Mauritius
Printed at: see last page
ISBN: 978-620-3-53787-1

Progresso da investigação das vacinas Covid-19

Aamir Jalal Al Mosawi
Consultor e formador especializado
Cidade Médica de Bagdade e o Centro Nacional de Formação e Desenvolvimento do Ministério da Saúde do Iraque

E-mail:almosawiAJ@yahoo.com

CONTEÚDO

ABSTRACT

Antes da pandemia global de Covid-19, as vacinas foram desenvolvidas em poucos anos, e não houve vacina disponível para prevenir infecções pelo vírus corona em humanos. A investigação destinada a desenvolver vacinas contra a família dos vírus Coronaviridae que infectam os seres humanos e causam doenças, incluindo a síndrome respiratória aguda grave (SRA) e a síndrome respiratória do Médio Oriente (MERS), era realizada apenas em animais não humanos. Por conseguinte, não houve vacinas aprovadas contra estas anteriores infecções humanas graves da coroa. No entanto, durante, Fevereiro de 2021, onze vacinas foram aprovadas por pelo menos uma autoridade reguladora nacional para uso público. O objectivo deste livro é fornecer uma visão geral da investigação das vacinas covid-19.

CAPÍTULO UM: PROGRESSO NA INVESTIGAÇÃO DAS VACINAS COVID-19: UMA VISÃO GERAL

Covid-19 (SARS-CoV-2) é um Beta coronavírus da família Coronaviradae. É um vírus de RNA de cadeia única envolvida com um genoma de 30 kb (Figura-1A) com 4 proteínas principais de estrutura viral [glicoproteína Spike, proteína de membrana, proteína de envelope, e proteína de nucleocapsida]. (Figura-1B).

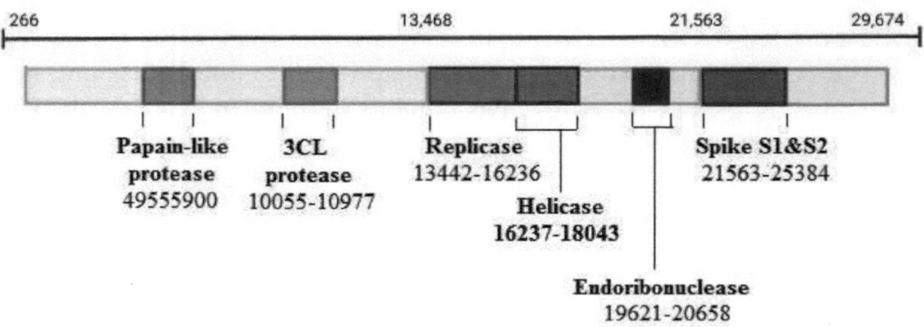

Figura-1A: Covid-19 é um vírus RNA de cadeia única envolvida com um genoma de 30 kb

93 % das sequências do gene covid-19 spike é uma sequência nucleotídica do coronavírus do morcego Rhinolophus affinis RaTG13 (Figura-1C), e menos de 75% das sequências do gene covid-19 spike é uma sequência nucleotídica do coronavírus da síndrome respiratória aguda severa (SARS-CoV). As sequências do gene covid-19 spike que não estão predefinidas na SRA-CoV-2 incluem 3 inserções curtas no domínio N-terminal, e 4 cinco alterações chave de resíduos no motivo de ligação do receptor do domínio de ligação do receptor da proteína spike (RBD). Os dois vírus da SRA têm o mesmo receptor celular humano (angiotensina conversora da enzima II.

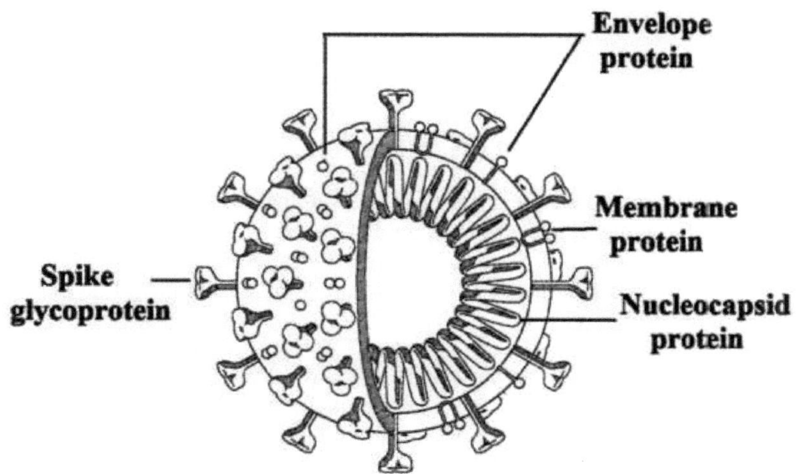

Figura-1B: A Covid-19 tem um genoma de 30 kb com 4 proteínas principais de estrutura viral

Antes da pandemia global de Covid-19, as vacinas foram desenvolvidas em poucos anos, e não houve vacina disponível para prevenir infecções pelo vírus corona em humanos. A investigação destinada a desenvolver vacinas contra a família dos vírus Coronaviridae que infectam os seres humanos e causam doenças, incluindo a síndrome respiratória aguda grave (SRA) e a síndrome respiratória do Médio Oriente (MERS), era realizada apenas em animais não humanos. Por conseguinte, não houve vacinas aprovadas contra estas anteriores infecções humanas graves da coroa [1, 2, 3, 4, 5].

Foram desenvolvidas vacinas para prevenir a bronquite infecciosa das galinhas com vírus, que é um coronavírus do grupo 3, enquanto o vírus da SRA é um vírus do grupo 4. O vírus da bronquite infecciosa viva atenuada pela passagem em ovos embrionados de galinha foi utilizado como vacina já nos anos 50. A vacina pode proteger as galinhas do desenvolvimento de sinais clínicos e perda de actividade ciliar na traqueia, mas 10% dos pintos vacinados não desenvolvem uma resposta imunitária protectora, e a protecção é de curta duração, e observa-se um declínio na produtividade após 9 semanas.

A protecção cruzada associada à vacina é geralmente pobre, e as galinhas podem necessitar de revacinação com o mesmo ou outro serotipo após duas ou três semanas. A vacinação única pode proteger menos de 50% das galinhas, e a re-vacinação pode ser associada a uma protecção de 90 a 100%.

No vírus da bronquite infecciosa, a glicoproteína (S) de ponta grande contendo uma subunidade S2 carboxi-terminal (cerca de 625 resíduos de aminoácidos), que liga S ao envelope do vírus, e uma subunidade S1 amino-terminal (aproximadamente 520 resíduos) são as partes que induzem o anticorpo neutralizante viral. As diferenças em S1 de 2 a 3% (10 a 15 aminoácidos) podem produzir um serotipo diferente do vírus [6].

Tal como o vírus da bronquite infecciosa, a proteína spike, o antigénio S do vírus covid-19 é a parte que induz o anticorpo neutralizante viral que pode contribuir para a protecção da vacina. Durante o mês de Março de 2020, houve apenas uma vacina MERS baseada no ADN que completou a Fase I de ensaios clínicos em humanos.

Antes do final do ano 2020, foram utilizadas 57 vacinas covid-19 em ensaios, incluindo 40 em ensaios da Fase I-II. 17 nas experiências das Fases II-III. Cinco destas vacinas foram aprovadas para uso público pelas autoridades reguladoras nacionais, incluindo Tozinameran da Pfizer-Bion-Tech, BBIBP-CorV da Sinopharm, CoronaVac da Sinovac, mRNA-1273 da Moderna, e Gam-COVID-Vac do Gamaleya Research Institute.

Antes de Março de 2021, existiam sessenta e seis vacinas em estudos clínicos. Dezassete vacinas ainda estavam em ensaios da Fase I, vinte e três vacinas estavam em ensaios da Fase I-II, seis vacinas estavam em ensaios da Fase II, e vinte vacinas estavam em ensaios da Fase III. O quadro 1 resume as definições das fases dos ensaios de desenvolvimento de produtos médicos.

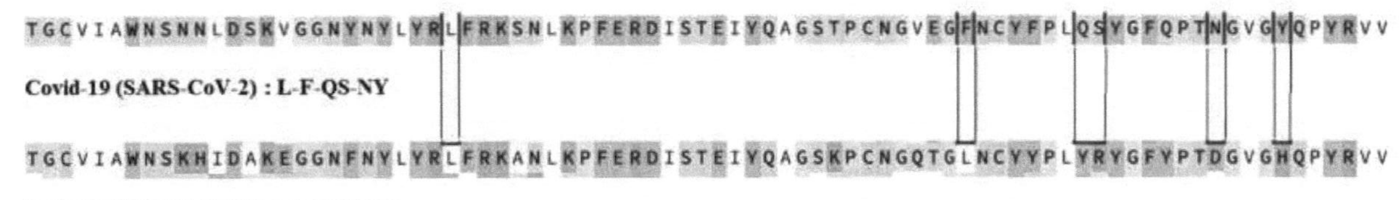

Figure-1C: 93 % of covid-19 spike gene sequences is a nucleotide sequence of the Rhinolophus affinis bat-coronavirus RaTG13

Quadro-1:As definições das fases dos ensaios de desenvolvimento de produtos médicos	
Estudos pré-clínicos	Durante esta fase, o produto é testado in vitro (tubo de ensaio ou cultura celular) e é também testado em estudos experimentais (In vivo) com utilização de uma vasta gama de doses que determinam a eficácia, toxicidade e farmacocinética do produto.
Fase 0	Durante esta fase, o produto é testado em doses únicas sub-terapêuticas em poucos sujeitos (10 a 15) para determinar a farmacocinética do produto.
Testes de Fase I em humanos	Durante esta fase, o produto é testado em estudos não aleatórios sobre um 20-100 voluntários saudáveis, para determinar a segurança, os efeitos secundários, a melhor dose, e o método de formulação do medicamento.
Ensaios da Fase II	Durante esta fase, o produto é testado em 50-300 participantes para determinar os efeitos biológicos.
Fase III ensaios Fase de pré-marketing	Durante esta fase, o produto é submetido a ensaios multicêntricos controlados aleatoriamente em 300-3.000 pacientes para determinar a eficácia clínica do produto.
Fase IV do ensaio	Esta fase inclui vigilância e ensaios de segurança pós-comercialização, a vigilância para documentar quaisquer possíveis efeitos adversos raros ou a longo prazo.

Durante, Fevereiro de 2021, onze vacinas foram aprovadas por pelo menos uma autoridade reguladora nacional para uso público, incluindo

Quatro vacinas convencionais inactivadas: BBIBP-CorV, Covaxin, CoronaVac, e CoviVac [ru].
Duas vacinas de RNA: A vacina Pfizer-BioNTech e a vacina Moderna.
Quatro vacinas virais vectoriais: Vacina Sputnik V, Oxford-AstraZeneca, Convidicea, e vacina Johnson & Johnson.
Uma vacina peptídeo (EpiVacCorona).

O quadro-2 mostra a data de registo das onze vacinas e o primeiro país a registar a vacina.

Quadro-2: Data de registo das onze vacinas e o primeiro país a registar a vacina		
Vacina	**País**	**Data**
Sputnik V (Gam-COVID-Vac)	Rússia	11 de Agosto, 2020
EpiVacCorona	Rússia	Outubro, 14. 2020
-Vacina Pfizer-BioNTech COVID19 -(Tozinameran)	Reino Unido	Dezembro,1,2020
Moderna vacina COVID-19 (mRNA-1273)	Estados Unidos da América	Dezembro, 18, 2020
BBIBP-CorV (vacina Sinopharm COVID-19)	China	Dezembro,30.2020
Vacina Oxford-AstraZeneca COVID-19 (AZD1222)	Reino Unido	Dezembro,30.2020
Covaxin (BBV152)	Índia	Janeiro,3,2021
Convidicea (AD5-nCOV)	México	Fevereiro,10,2021
CoronaVac (vacina Sinovac COVID-19)	Hong Kong, China	Fevereiro,18,2021
CoviVac	Rússia	Fevereiro,20,2021
Vacina COVID-19 da Johnson & Johnson (Vacina Janssen COVID-19)	Estados Unidos da América	Fevereiro,27,2021

Três vacinas foram autorizadas para emergências EUA FDA incluindo a vacina Pfizer-BioNTech COVID-19, Moderna COVID-19 Vaccine, e Janssen COVID-19 Vaccine

REFERÊNCIAS

1-Al-Mosawi AJ. Bat-Humanos Coronavírus: Um Problema de Saúde Global e um Desafio Terapêutico. Journal of Medical Clinical Case Reports 2020; 2(2) 1-3. Doi: 10.5281/zenodo.3878405

2-Al-Mosawi AJ. A Utilização das Provas de Investigação Disponíveis para Crack the Padlock of Sars-CoV-2. Journal of Virology Research & Reports 2020; 1 (1):1-8 Doi: 10.5281/ zenodo.3970844

3-Al-Mosawi AJ. Bat-humanos coronavírus: Chaves para o desafio terapêutico. 1ª ed., Saarbrücken; LAP Lambert Academic Publishing: 2020 (ISBN: 978-620-0-47386-8).

4-Al-Mosawi AJ.Usando provas de investigação para quebrar o cadeado da SRA-CoV-2. 1ª ed., LAP Lambert Academic Publishing, Saarbrücken; Alemanha, 2020 (ISBN: 978-620-2-67319-8).

5-Al-Mosawi AJ.The use of the available research evidence to crack the padlock of SARS-CoV-2.1st ed., Bagdade; Iraq Headquarter of Copernicus Scientists International Panel Publishing: 2020 (ISBN: 9798655618800).

6-Cavanagh D. Desenvolvimento grave de vacina contra a síndrome respiratória aguda: experiências de vacinação contra a bronquite infecciosa aviária coronavírus. Avian Pathol 2003 Dez; 32(6):567-82. PMID: 14676007.Doi: 10.1080/03 07945031000l621198.

CAPÍTULO DOIS: SPUTNIK V (GAM-COVID-VAC)

Sputnik V (Gam-COVID-Vac) é uma vacina viral de dois vectores que inclui dois serotipos de adenovírus defeituosos de replicação humana (26 e 5) que foram modificados para o gene que codifica a proteína de pico total da SRA-CoV-2 (Figura-1D), a parte que induz o anticorpo neutralizante viral e contribui para a protecção da vacina [1,2,3].

A vacina foi desenvolvida pelo Gamaleya Research Institute of Epidemiology and Microbiology sob a supervisão de Denis Logunov (Figura-2A). O Sputnik V foi registado a 11 de Agosto de 2020 pelo Ministério da Saúde russo, e o seu registo condicional foi anunciado pelo presidente Putin através de uma videoconferência (Figura-2B).

A distribuição do Sputnik V começou durante Dezembro de 2020, e durante Março de 2021, a utilização de emergência da vacina foi autorizada em 45 incluindo a Rússia, Argentina, Bielorrússia, Hungria, Sérvia e Emirados Árabes Unidos.

Logunov al (2020) relatou o desenvolvimento de uma vacina COVID-19 Sputnik V (Gam-COVID-Vac) que inclui dois vectores de adenovírus recombinantes [serótipo 26 (rAd26) e serótipo 5 (rAd5)]. Ambos os vectores foram modificados para (rAd26-S e rAd5-S) que incluem o gene do coronavírus 2 (SARS-CoV-2) da glicoproteína spike (Figura-1D).

Logunov al relatou dois ensaios abertos, não aleatórios da fase I/II, que foram realizados em dois hospitais na Rússia durante o período de 18 de Junho a 3 de Agosto de 2020,

As duas experiências incluíram 76 voluntários adultos saudáveis (homens e mulheres) com idades compreendidas entre os 18-60 anos. Havia 38 participantes em cada ensaio.

Na fase I do ensaio, a vacina foi administrada intramuscularmente no dia 0 ou uma dose de rAd26-S ou uma dose de rAd5-S durante 28 dias.

Na fase II do ensaio, que foi iniciada não antes de cinco dias após a vacinação da fase I, foi administrada uma vacina prime-boost, com rAd26-S no dia 0 e rAd5-S no dia 21, por via intramuscular.

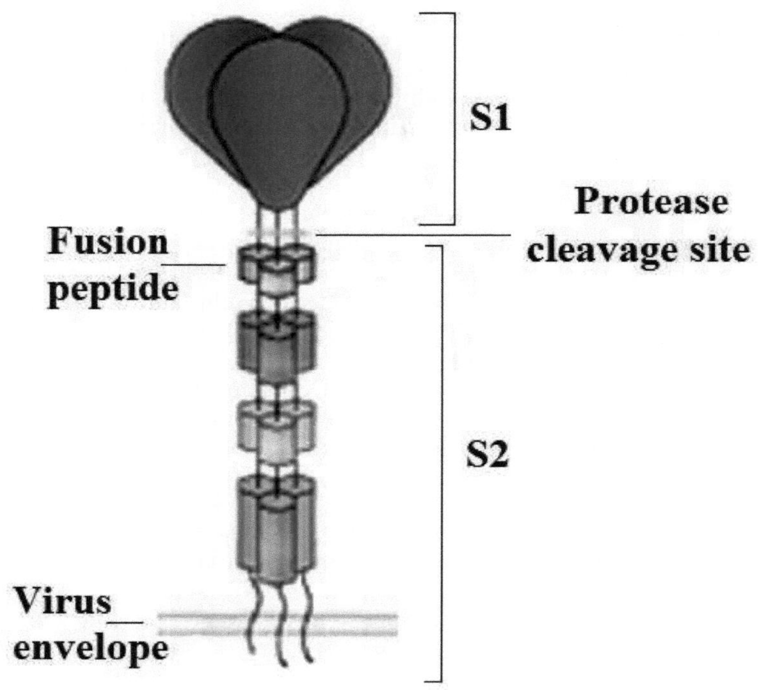

Figura-1D: O pico da proteína da covid-19

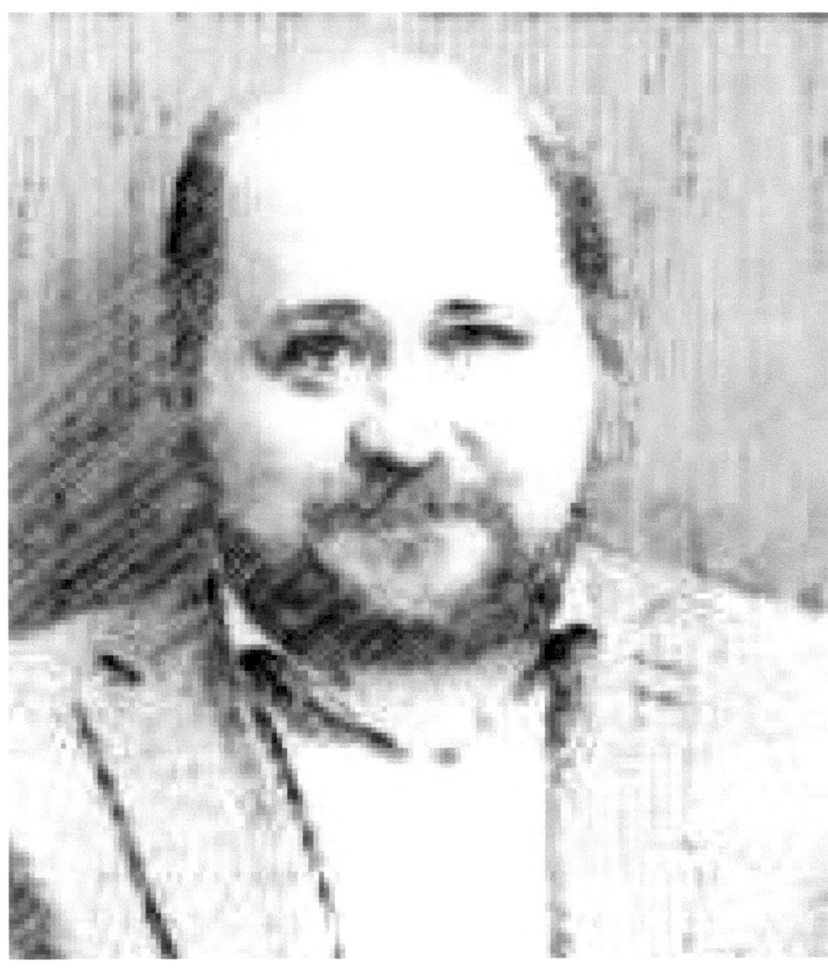

Figura-2A: Doutor Denis Logunov (Nascido em 13 de Outubro de 1978)

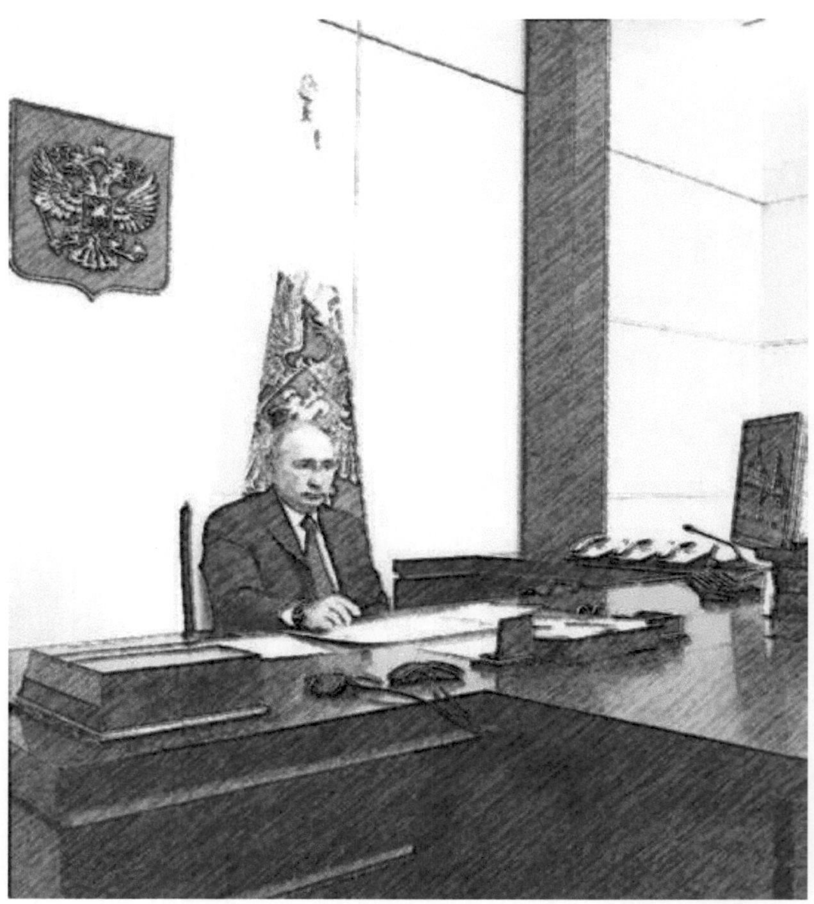

Figura-2B: O registo condicional do Sputnik V foi anunciado pelo presidente Putin através de uma videoconferência

Nove voluntários receberam rAd26-S na fase I, nove receberam rAd5-S na fase I.

Vinte participantes receberam rAd26-S e rAd5-S na fase II.
Logunov al descobriu que as duas formulações de vacinas eram seguras e bem toleradas.

Os efeitos secundários mais comuns observados foram dor no local da injecção que ocorreu em 44 participantes (58%), hipertermia que ocorreu em 38 (50%), dor de cabeça que ocorreu em 32 participantes (42%), astenia que ocorreu em 21 participantes (28%), e dor muscular e articular que ocorreu em 18 participantes (24%).

A maioria dos efeitos secundários foram ligeiros e não graves.

O estudo mostrou que todos os participantes desenvolveram anticorpos para a glicoproteína SRA-CoV-2.

No dia 42, os títulos de IgG receptor de ligação de domínio específico eram 14 703 com a utilização da formulação congelada, e 11 143 com a utilização da formulação liofilizada. Os títulos dos anticorpos neutralizantes eram 49-25 com a utilização da formulação congelada e 45-95 com a utilização da formulação liofilizada, com uma taxa de seroconversão de 100%.

Foram observadas respostas mediadas por células em todos os participantes no 28º dia, com uma proliferação celular mediana de 2-5% CD4+ e 1-3% CD8+ com o uso de formulação congelada, e uma proliferação celular mediana de 1-3% CD4+ e 1-1% CD8+ com o uso de formulação liofilizada.

Logunov al salientou que a vacina heteróloga rAd26 e rAd5 baseada no vector COVID-19 tinha um bom perfil de segurança e resultou em fortes respostas imunitárias humorais e celulares nos participantes [2].

Posteriormente, Logunov et al (2021) relataram resultados preliminares do ensaio de fase III sobre a eficácia e segurança da vacina heteróloga recombinante baseada em adenovírus (rAd) [Gam-COVID-Vac; Sputnik].

Realizaram um placebo randomizado, duplo-cego, controlado por placebo em 25 hospitais e policlínicas em Moscovo, Rússia, durante o período de 7 de Setembro a 24 de Novembro de 2020

O estudo incluiu 21977 participantes adultos com pelo menos 18 anos de idade que tiveram o teste PCR covid-19 negativo e os testes IgG e IgM.

16501 participantes receberam a vacina que foi administrada (0-5 ml/dose) intramuscularmente num regime de prime-boost: um intervalo de 21 dias entre a primeira dose (rAd26) e a segunda dose (rAd5). 5476 recebeu placebo.

19866 participantes que receberam duas doses de vacina ou placebo e foram incluídos na análise dos resultados primários.

Após vinte e um dias após a primeira dose de vacina o (o dia da segunda dose), dezasseis participantes (0-1%) de 14964 participantes que receberam a vacina e sessenta e dois (1-3%) de 4902 que receberam o placebo testado positivo para covid-19, e portanto a eficácia da vacina foi de 91-6% (95% CI 85-6-95-2).

A maioria dos efeitos secundários observados foram de grau 1 em 7485 (94%) de 7966 efeitos secundários totais.

45 (0-3%) dos 16 427 participantes que receberam a vacina, e 23 (0-4%) dos 5435 participantes que receberam placebo sofreram efeitos secundários graves, mas nenhum foi considerado como estando associado à vacina.

Quatro mortes ocorreram durante o estudo, incluindo três (<0-1%) dos 16427 participantes que receberam a vacina, e um (<0-1%) dos 5435 participantes que receberam placebo, mas nenhuma das mortes foi considerada como relacionada com a vacinação.

A análise provisória do ensaio da fase III do Gam-COVID-Vac sugeriu uma eficácia de 91-6% contra a COVID-19 resultante da utilização da vacina, e a vacina foi bem tolerada num grande número de participantes [3].

Ian Jones, um professor de virologia (Figura-3) e a sua colega Polly Roy enfatizaram o estudo de Logunov et al que relataram os resultados provisórios do estudo da fase III da vacina Sputnik V, que mostraram um forte efeito protector fiável.

Também enfatizaram que a utilização de dois serótipos diferentes na vacina Sputnik V, e dado 21 com um intervalo de três semanas, tem como objectivo superar a possível imunidade ao adenovírus na população.

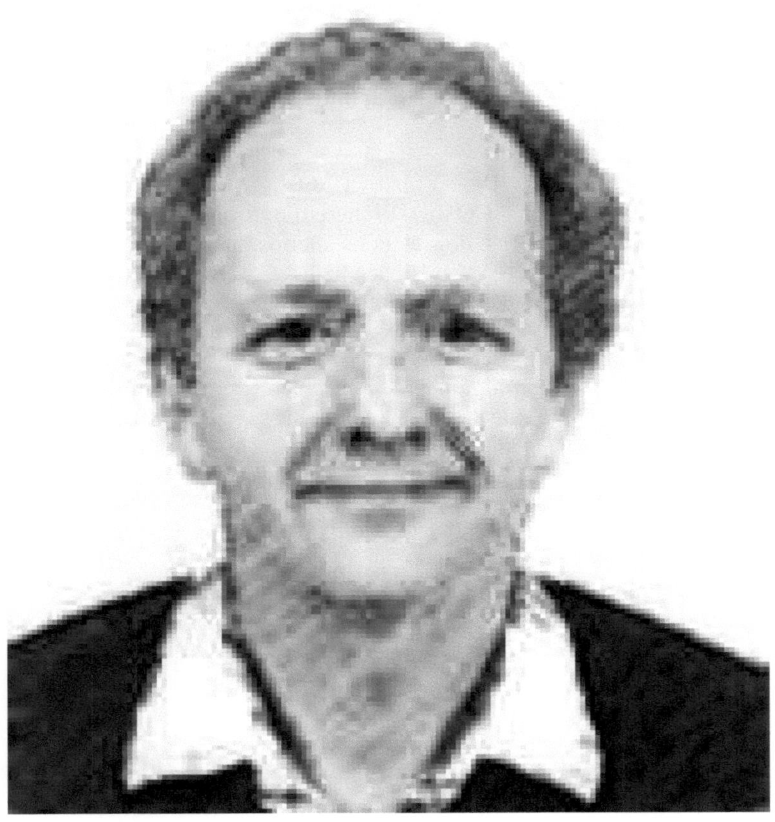

Figura-2E: Ian Jones, um professor de virologia da Universidade de Leitura, Reading in the United Kingdom

Também destacaram uma característica única da vacina Sputnik V, que é a única vacina a utilizar dois serótipos vectoriais diferentes. Chamaram também a atenção para o facto de a vacina Oxford-AstraZeneca incluir o mesmo material para as duas doses da vacina.

Ian Jones e Polly Roy pensaram que a fase 1/2 do estudo anterior, publicado por Logunov et al em Setembro de 2020, sugeria que a utilização da vacina Sputnik V é segura e resultou numa reacção imunitária protectora que consiste em respostas de anticorpos à proteína spike, incluindo anticorpos neutralizantes e respostas imunitárias das células T [4].

REFERÊNCIAS

1-Mahase E. Covid-19: A Rússia aprova a vacina sem testes em larga escala ou resultados publicados. BMJ. 2020 Ago 13; 370:m3205. Doi: 10.1136 /bmj. m 3205. PMID: 32816758.

2-Logunov DY, Dolzhikova IV, Zubkova OV, et al Segurança e imunogenicidade de uma vacina COVID-19 heteróloga baseada em vectores rAd26 e rAd5 em duas formulações: dois estudos abertos, não aleatórios fase 1/2 da Rússia. Lancet 2020 Sep 26; 396(10255):887-897. Doi: 10.1016/S0140-6736(20)31866-3. PMID: 32896291.

3-Logunov DY, Dolzhikova IV, Shcheblyakov DV, et al. Segurança e eficácia de uma vacina COVID-19 heteróloga baseada em vectores rAd26 e rAd5: uma análise provisória de um ensaio aleatório controlado de fase 3 na Rússia. Lancet 2021 Fev 20; 397(10275):671-681. Doi: 10.1016/ S0 140-67 36(21)00234-8. PMID: 33545094.

4-Jones I, Roy P. Sputnik V COVID-19 candidato à vacina parece seguro e eficaz. Lancet 2021 Fev 20; 397(10275):642-643.Doi:10.1016/S0140-6736 (21)00191-4. PMID: 33545098.

CAPÍTULO TRÊS: VACINA PFIZER/BIONTECH (BNT162B1)

A vacina Pfizer/BioNTech (BNT162b1) é uma vacina de mRNA lipídico-nanopartícula, nucleósido-modificado, que codifica o domínio trimerizado de ligação receptora (RBD) da glicoproteína de espigão do vírus covid-19. Foi a primeira vacina a receber validação de emergência da Organização Mundial de Saúde em 30 de Dezembro de 2020 [1].

Margaret Keenan (Figura-3) foi a primeira pessoa no mundo que recebeu a vacina registada Pfizer covid-19, não como parte de um ensaio no dia [8] de Dezembro de 2020. É uma avó de 90 anos que recebeu a vacina no seu hospital local em Coventry, no centro de Inglaterra.

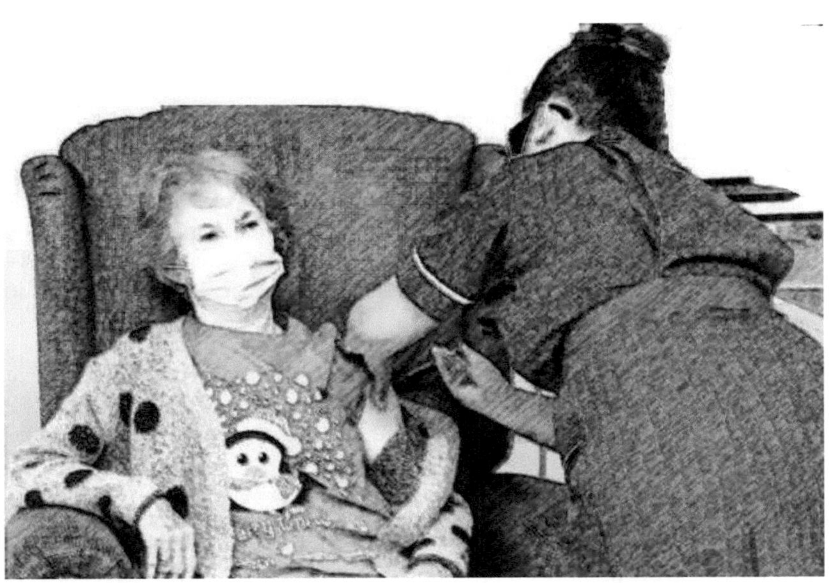

Figura-3: Margaret Keenan, a primeira pessoa no mundo que recebeu a vacina registada Pfizer covid-19, não como parte de um ensaio

Mulligan et al (2020) relataram um estudo controlado por placebo que incluiu quarenta e cinco adultos saudáveis (18-55 anos de idade), que receberam placebo ou 2 doses - separadas por 21 dias - de 10 μg, 30 μg ou 100 μg de BNT162b1.

A vacina foi associada a reacções locais e sistémicas dose-dependentes que eram geralmente leves a moderadas, e temporárias.

Uma segunda vacinação com 100 μg não foi realizada porque teve uma reatogenicidade mais elevada sem uma imunogenicidade significativamente mais elevada após uma dose única quando comparada com a dose de 30-μg.

As concentrações de IgG de ligação RBD e os títulos neutralizantes da SRA-CoV-2 em soros dos participantes vacinados foram aumentados com o nível de dose e após uma segunda dose. Os títulos neutralizantes médios foram iguais a 1,9-4,6 vezes o observado nos soros convalescentes, dos doentes recuperados da infecção covid-19 que foram obtidos pelo menos duas semanas após uma PCR positiva da SRA-CoV-2 [2].

Sahin et al (2020) relataram um estudo que incluiu adultos saudáveis, entre os 18-55 anos de idade, que receberam duas doses de BNT162b1 (1-50 μg). A vacina induziu respostas vigorosas de células T CD4+ e CD8+ e potentes respostas de anticorpos, com níveis de IgG de ligação RBD superiores aos níveis observados em doentes que tinham recuperado da infecção covid-19.

No dia 43, os títulos médios dos anticorpos neutralizantes séricos da SRA-CoV-2 eram iguais a 0,7 vezes (1-μg dose) a 3,5 vezes (50-μg dose) os títulos dos doentes que recuperaram da infecção.

Soros imunes em grande parte pseudo-virus neutralizados com diversas variantes de espigões SARS-CoV-2. A maioria dos participantes no estudo tinham respostas imunitárias de células T tipo 1 ($_{TH1}$)-destorcidas com CD8+ específico de RBD e expansão de células T CD4+. Interferon-γ foi produzido por uma grande fracção de células T CD8+ e CD4+ específicas de RBD.

Sahin et al pensaram que o forte anticorpo específico da RBD, célula T e respostas favoráveis de citocinas induzidas pela vacina BNT162b1 mRNA sugeriam que a vacina pode proteger contra a doença covid-19 por vários mecanismos [3].

Walsh et al (2020) relataram um estudo controlado por placebo que fez parte do ensaio de vacina fase 1 da BioNTech e Pfizer nos Estados Unidos que incluiu 195 adultos saudáveis de dois grupos etários dos 18 aos 55 anos e os 65 aos 85 anos.

Os participantes foram divididos em 13 grupos de 15 participantes com base na vacina recebida (BNT162b1, BNT162b2), idade dos participantes, e nível de dose de vacina (10 μg, 20 μg, 30 μg, e 100 μg). Em todos os grupos excepto um, os participantes receberam duas doses, com um intervalo de 21 dias entre doses; num grupo (100 μg de BNT162b1), os participantes receberam uma dose.

Em cada grupo, 12 participantes receberam vacina uma de duas vacinas (BNT162b1, BNT162b2) e três participantes receberam placebo. A vacina foi formulada com nanopartículas lipídicas, ARN modificado com nucleósidos. O BNT162b1 codifica um domínio de ligação de receptores SRA-CoV-2 segregado e trimerizado, enquanto que o BNT162b2 codifica um espigão de membrana ancorado em SARS-CoV-2, estabilizado na conformação de pré-fusão.

Os participantes que receberam a vacina BNT162b2 tiveram uma menor incidência e gravidade de reacções sistémicas do que os participantes que receberam a vacina BNT162b1, especialmente em adultos mais velhos. Tanto nos adultos mais jovens como nos mais velhos, as duas vacinas induziram títulos médios geométricos neutralizantes da SRA-CoV-2 semelhantes, que eram semelhantes ou superiores ao título médio geométrico de um painel de amostras de soro convalescente da SRA-CoV-2 [4].

Polack et al (2020) relataram um placebo controlado, multi-nacional, que incluía participantes com 16 anos de idade ou mais.21,720 participantes com duas doses de vacina BNT162b2 recebidas (30 µg por dose).
com um intervalo de três semanas, e 21.728 receberam placebo.

Oito participantes recebem a vacina BNT162b2 testada positiva para o vírus da covid-19, pelo menos sete dias após a segunda dose da vacina. Por outro lado, 162 participantes receberam placebo foram infectados com o vírus da covid-19.

Polack et al sugeriram que a vacina BNT162b2 foi 95% eficaz na prevenção da Covid-19 (intervalo credível de 95%, 90,3 a 97,6).

Dez participantes desenvolveram a doença Covid-19 grave com início após a primeira dose, incluindo nove recebidos, placebo, e um recebeu a vacina.

A vacinação foi associada a dor de curto prazo, leve a moderada no local da injecção, fadiga e dor de cabeça. A incidência de efeitos secundários graves era baixa e era semelhante nos grupos de vacina e placebo [5].

CDC COVID-19 Equipa de Resposta e Administração de Alimentos e Drogas (2021)
salientou que no dia 3 de Janeiro de 2021, 20.346.372 infecções com covid-19 foram relatadas nos Estados Unidos, e resultaram em 349.246 mortes.

Também salientaram que no dia 23 de Dezembro de 2020, 1.893.360 pessoas nos Estados Unidos já receberam as primeiras doses da vacina Pfizer-BioNTech covid-19.

Houve relatos de 4.393 (0,2%) efeitos secundários após a vacinação, incluindo 175 receptores de vacinas que possivelmente tiveram reacções alérgicas graves, incluindo anafilaxia. 21 casos foram eventualmente considerados como anafilaxia.

Consequentemente, a taxa de anafilaxia foi de 11,1 por milhão de doses da vacina. Dezassete receptores da vacina tinham um historial documentado de alergias ou reacções alérgicas, incluindo sete tinham um historial de anafilaxia.

O intervalo médio relatado desde a recepção da vacina até ao aparecimento dos sintomas foi de 13 minutos (intervalo = 2-150 minutos).

Vinte pessoas dos 21 que sofrem de anafilaxia recuperaram.

Dos 175 receptores de vacinas que possivelmente tiveram reacções alérgicas graves, oitenta e seis foram eventualmente considerados como tendo reacções alérgicas não a anafilaxia, e 61 foram considerados como acontecimentos adversos não alérgicos. Sete relatos de casos permaneceram em estudo.

CDC COVID-19 Response Team e Food and Drug Administration enfatizaram a importância da preparação para a gestão da anafilaxia pós-vacinação.

Também enfatizaram a importância do rastreio das contra-indicações e precauções antes da vacinação.

Além disso, sublinharam que as localizações das vacinas têm os suprimentos essenciais para gerir a anafilaxia.
Salientaram também a necessidade de realizar a observação pós-vacinação, tratando imediatamente as pessoas com características de anafilaxia com injecção intramuscular de epinefrina [6].

REFERÊNCIAS

1-Oliver SE, Gargano JW, Marin M, et al. The Advisory Committee on Immunization Practices' Interim Recommendation for Use of Pfizer-BioNTech COVID-19 Vaccine - Estados Unidos, Dezembro de 2020. MMWR Morb Mortal Wkly Rep. 2020 Dez 18; 69(50):1922-1924.Doi: 10.15585/mm wr.mm6950e2. PMID: 33332292.

2-Mulligan MJ, Lyke KE, Kitchin N, et al. Estudo da Fase I/II da vacina COVID-19 RNA BNT162b1 em adultos. Nature 2020 Out; 586(7830):589-593. Doi: 10.1038/s41586-020-2639-4. PMID: 32785213.

3-Sahin U, Muik A, Derhovanessian E, Vogler I, et al. A vacina COVID-19 BNT162b1 elicita respostas de anticorpos humanos e células $_{TH1}$ T. Natureza 2020 Out; 586(7830):594-599.Doi: 10.1038/s41586-020-2814-7.PMID: 32998157.

4-Walsh EE, Frenck RW Jr, Falsey AR, et al. Segurança e Imunogenicidade de Dois Candidatos à Vacina Covid-19 com Base em RNA. N Engl J Med 2020 Dez 17; 383(25):2439-2450. Doi: 10.1056/NEJMoa2027906. PMID: 33053279.

5-Polack FP, Thomas SJ, Kitchin N, et al. Segurança e Eficácia da Vacina BNT162b2 mRNA Covid-19. N Engl J Med 2020 Dez 31; 383 (27): 2603-2615. Doi: 10.1056/NEJMoa2034577. PMID: 33301246.

6-CDC COVID-19 Response Team; Food and Drug Administration. Reacções alérgicas incluindo anafilaxia após a recepção da primeira dose de Pfizer-BioNTech COVID-19 Vaccine-United States, 14-23 de Dezembro de 2020. MMWR Morb Mortal Wkly Rep 2021 Jan 15; 70(2):46-51.Doi:10.155 85/mmwr.mm7002e1. PMID: 33444297.

CAPÍTULO QUATRO: VACINA MODERNA COVID-19 (MRNA-1273)

A vacina Moderna COVID-19 (mRNA-1273) é uma vacina de RNA que inclui um mRNA nucleósido modificado (modRNA) contendo uma proteína de pico da SRA-CoV-2, (encapsulada em nanopartículas lipídicas).

A vacina foi desenvolvida pelo United States National Institute of Allergy and Infectious Diseases (NIAID), a Biomedical Advanced Research and Development Authority (BARDA), e Moderna [1].

A vacina é administrada por duas doses de 0,5 ml por injecção intramuscular com um intervalo de quatro semanas entre as duas doses. O ensaio clínico da Fase I foi iniciado na segunda-feira, 16 de Março de 2020, no Kaiser Permanente Washington Health Research Institute em Seattle (Figura-4). Um farmacêutico deu a Jennifer Haller, a primeira dose da vacina na primeira fase do estudo clínico de segurança.

A Administração de Alimentos e Drogas dos Estados Unidos autorizou a utilização de emergência da vacina Moderna COVID-19 a 18 de Dezembro de 2020, e foram autorizadas também no Canadá a 23 de Dezembro de 2020, e na União Europeia a 6 de Janeiro de 2021, e no Reino Unido a 8 de Janeiro de 2021 [1].

Corbett et al (2020) sublinharam que a utilização de mutações estabilizadoras de pré-fusão que melhoraram a expressão e imunogenicidade das proteínas do pico do beta-coronavírus e a libertação das sequências do SRA-CoV-2 foi associada ao desenvolvimento de uma vacina contra o mRNA que expressava o trimer do pico do SRA-CoV-2 estabilizado por pré-fusão (mRNA-1273).

Corbett et al relataram um estudo experimental em ratos que mostrou que a vacina mRNA-1273 pode produzir anticorpos neutralizantes potentes e respostas celulares CD8 T e pode proteger contra a infecção covid-19 nos pulmões e nariz sem causar imunopatologia [2].

Jackson et al (2020) relataram uma trilha de fase I que foi um estudo de escalada dose-escalada, com rótulo aberto, que incluiu quarenta e cinco participantes adultos saudáveis, com idades compreendidas entre os 18 e 55 anos. Os participantes receberam duas doses da vacina mRNA-1273 com um intervalo de quatro semanas.

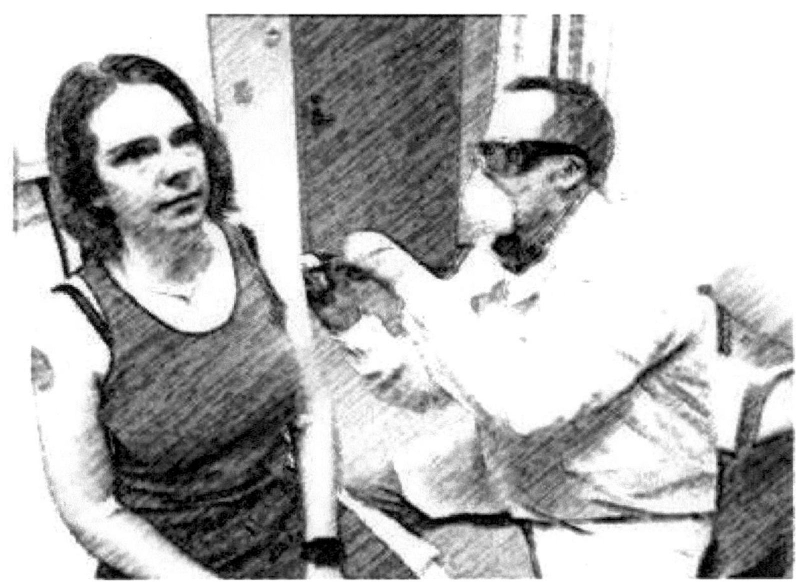

Figura-4: Um farmacêutico deu a Jennifer Haller, a primeira dose da vacina na primeira fase do estudo clínico de segurança

Os participantes foram divididos em três grupos de quinze participantes para receberem três doses diferentes de 25 µg, 100 µg, ou 250 µg.

Após a recepção da primeira dose da vacina; as respostas de anticorpos foram mais elevadas com a dose mais elevada.

Após a recepção da primeira dose da vacina, verificou-se que a actividade neutralizadora do soro era semelhante à da metade superior da distribuição de um grupo de amostras de soro de convalescença de controlo.

Foram observados efeitos secundários em mais de 50% dos participantes, incluindo dores de cabeça, fadiga, calafrios, mialgia e dor no local da injecção.

Os efeitos secundários sistémicos foram mais comuns após a recepção da segunda dose da vacina, especialmente com a dose mais elevada, e três participantes (21%) que receberam 250-µg dose desenvolveram um ou mais efeitos secundários graves [3].

Baden et al (2021) relataram estudo fase III aleatório, controlado por placebo, que incluiu 30.420 participantes de alto risco para a doença covid-19 ou as suas complicações, mas que não tinham sido anteriormente infectados com o vírus covid-19.

15,210 participantes receberam duas injecções intramusculares de mRNA-1273 (100 μg) com um intervalo de quatro semanas, e 15,210 participantes receberam placebo.

Mais de 96% dos 30.420 participantes receberam as duas doses, mas 2,2% adquiriram a infecção pelo vírus covid-19, incluindo 185 participantes que receberam placebo e desenvolveram doença sintomática (56,5/ 1000 person-years; 95% intervalo de confiança [IC], 48,7 a 65,3) e onze participantes que receberam a vacina mRNA-1273 (3,3 por 1000 person-years; 95% IC, 1,7 a 6,0).

Baden et al sugeriram que a eficácia da vacina foi de 94,1% (95% CI, 89,3 a 96,8%; P<0,001).

A doença Covid-19 grave foi observada apenas em trinta participantes que receberam placebo, e ocorreu uma morte.

A reatogenicidade moderada e transitória ocorreu mais frequentemente nos participantes que receberam a vacina do que nos participantes que receberam placebo. No entanto, raramente foram observados efeitos secundários graves, e tiveram uma incidência semelhante nos participantes que receberam a vacina e nos participantes que receberam placebo [4].

REFERÊNCIAS

1-Oliver SE, Gargano JW, Marin M, et al. The Advisory Committee on Immunization Practices' Interim Recommendation for Use of Moderna COVID-19 Vaccine - Estados Unidos, Dezembro de 2020. MMWR Morb Mortal Wkly Rep 2021 Jan 1; 69(5152):1653-1656. Doi: 10.15585/mmwr.mm 6951 52e1. PMID: 33382675.

2-Corbett KS, Edwards D, Leist SR, et al. SARS-CoV-2 mRNA Vaccine Development Enabled by Prototype Pathogen Preparedness. bioRxiv 2020 Jun11: 2020.06.11.145920. Doi:10.1101/2020.06.11.145920.PMID:325776 34.

3-Jackson LA, Anderson EJ, Rouphael NG, et al. An mRNA Vaccine against SARS-CoV-2: Preliminary Report. N Engl J Med 2020 Nov 12; 383(20):1920-1931. Doi: 10.1056/NEJMoa2022483. PMID: 32663912.

4-Baden LR, El Sahly HM, Essink B, et al. Eficácia e Segurança da Vacina mRNA-1273 SARS-CoV-2. N Engl J Med. 2021 Fev 4; 384(5):403-416. Doi: 10.1056/NEJMoa2035389. PMID: 33378609.

CAPÍTULO CINCO: BBIBP-CORV (VACINA SINOPHARM COVID-19)

BBIBP-CorV (vacina Sinopharm COVID-19) é uma vacina inactivada desenvolvida pela Sinopharm que foi desenvolvida por uma tecnologia bastante tradicional.

Xia et al (2020) relataram um estudo fase I controlado por placebo que incluiu 96 participantes, com 18 e 59 anos, e um estudo fase II que incluiu 224 participantes, com 18 e 59 anos, que foram realizados na Província de Henan, China, durante o período de 12 de Abril de 2020 a 27 de Julho de 2020.

Os noventa e seis participantes na fase I do estudo foram divididos em quatro grupos de vinte e quatro participantes, incluindo três grupos de vacinas e um grupo de placebo. Os participantes nos três grupos de vacinas receberam uma das três doses (2,5, 5, e 10 μg/dose).

Os 224 adultos que participaram no estudo da fase II foram divididos em dois grupos de vacinas (5 μg/dose), cada um com 84, e dois grupos de placebo, e cada um com, 28 participantes.

Os 320 participantes (idade média, 42,8 anos; 200 mulheres [62,5%]), todos completaram 28 dias do estudo após a vacinação de todo o curso.

Nos estudos controlados por placebo das fases I e II, Xia et al descobriram que os efeitos secundários mais comuns associados à vacinação eram dores no local de injecção, seguidas de febre, que eram leves e auto-limitadas. Não relataram a ocorrência de quaisquer efeitos secundários.

Os títulos médios dos anticorpos neutralizantes nos três grupos de dose em estudo da fase I, com duas semanas, eram 316 (95% CI, 218-457), 206 (95% CI, 123-343), e 297 (95% CI, 208-424).

Os títulos médios dos anticorpos neutralizantes no estudo da fase II foram 121 (95% CI, 95-154) com duas semanas, e 247 (95% CI, 176-345) com três semanas.

Não houve grupos placebo detectáveis de produção de anticorpos [1].

Xia et al (2021) relataram um estudo de fase I/II controlado por placebo que foi realizado no Centro Distrital de Controlo e Prevenção de Doenças de Shangqiu City Liangyuan na Província de Henan, China.

Fase I, o estudo incluiu 192 participantes com idades entre 18-80 anos, (idade média de 53-7 anos [SD 15-6]). Foram divididos em dois grupos etários (18-59 anos e ≥60 anos), cada grupo de noventa e seis participantes.

Cada um dos dois grupos etários foi dividido em três grupos de vacinas a, cada um de vinte e quatro participantes para receber 2 μg , 4 μg , ou uma dose de 8 μg , e um grupo de placebo de vinte e quatro participantes.

Foi comunicado pelo menos um efeito secundário no prazo de uma semana após a vacinação em 42 participantes (29%) dos 144 participantes que receberam a vacina.

A febre foi o efeito secundário sistémico mais comum. Na faixa etária 18-59 anos, a febre ocorreu num dos participantes (4%) que recebeu uma dose de 2 μg, num dos participantes (4%) que recebeu uma dose de 4 μg, e em dois dos participantes (8%) que recebeu uma dose de 8 μg.

No grupo etário ≥60, a febre ocorreu num dos participantes (4%) que recebeu uma dose de grupo de 8 μg.

Todos os efeitos secundários foram de gravidade ligeira ou moderada, sem efeitos secundários graves notificados no prazo de quatro semanas após a vacinação.

Os títulos médios de anticorpos neutralizantes foram mais elevados no dia 42 no grupo etário 18-59 anos (87-7 [95% CI 64-9-118-6], 2 grupo μg; 211-2 [158-9-280-6], 4 grupo μg; e 228-7 [186-1-281-1], 8 grupo μg).

Os títulos médios de anticorpos neutralizantes no dia 42 a 60 anos e grupo etário mais velho foram (80-7 [65-4-99-6], 2 grupo μg; 131-5 [108-2-159-7], 4 grupo μg; e 170-87 [133-0-219-5], 8 grupo μg), em comparação com os participantes que receberam placebo (2-0 [2-0-2-0]).

O estudo da Fase II incluiu 448 participantes, com idades entre os 18-59 anos (idade média de 41-7 anos [SD 9-9]) foram divididos em quatro grupos de vacinas de 84 participantes, e um grupo de placebo de 112. Os grupos de vacina receberam ou 8 μg dose no dia 0, ou 4 μg dose nos dias 0 e 14, dias 0 e 21, ou dias 0 e 28.
Pelo menos um efeito secundário ocorreu na primeira semana em 76 (23%) dos 336 receptores de vacinas (33 [39%], 8 μg dia 0; 18 [21%], 4 μg dias 0 e 14; 15 [18%], 4 μg dias 0 e 21; e dez [12%], 4 μg dias 0 e 28).

Um participante que recebeu placebo desenvolveu a febre de grau 3, que foi auto-limitada e recuperada.

Todos os efeitos secundários foram ligeiros ou moderados na severidade.

A febre foi o efeito secundário sistemático mais comum e ocorreu num participante [1%] que recebeu uma dose de 8 μg. num participante [1%] que recebeu uma dose de 4 μg nos dias 0 e 14, em três participantes [4%] que recebeu uma dose de 4 μg nos dias 0 e 21, e em dois participantes [2%] que recebeu uma dose de 4 μg nos dias 0 e 28.

Os títulos de anticorpos neutralizantes induzidos pela vacina no dia 28 foram significativamente mais elevados na 4 μg dose nos dias 0 e 14 (169-5, 95% CI 132-2-217-1), dias 0 e 21 (282-7, 221-2-361-4), e dias 0 e 28 (218-0, 181-8-261-3) do que na 8 μg dose dia 0 (14-7, 11-6-18-8; todos p<0-001).

Xia et al sugeriram que a vacina inactivada covid-19 (BBIBP-CorV) é segura e bem tolerada em todas as doses testadas, e pode induzir respostas humorais contra a covid-19. Verificaram que uma vacina de duas doses com 4 μg nos dias 0 e 21 ou dias 0 e 28 foram associadas a um maior título de anticorpos neutralizantes do que a dose única de 8 μg ou 4 μg dose nos dias 0 e 14 [2].

REFERÊNCIAS

1-Xia S, Duan K, Zhang Y, et al. Efeito de uma vacina inactivada contra a sars-cov-2 sobre a segurança e os resultados da imunogenicidade: Análise intercalar de 2 ensaios clínicos aleatórios. JAMA 2020 8 de Setembro; 324(10):951-960.Doi: 10.1001/jama.2020.15543. PMID: 32789505.

2-Xia S, Zhang Y, Wang Y, et al. Segurança e imunogenicidade de uma vacina inactivada SARS-CoV-2, BBIBP-CorV: um ensaio aleatório, duplo-cego, controlado por placebo, fase 1/2. Lancet Infect Dis 2021 Jan; 21 (1):39-51.Doi: 10.1016/S1473-3099(20)30831-8. PMID: 33069281.

CAPÍTULO SEIS: VACINA OXFORD-ASTRAZENECA COVID-19 (AZD1222)

A vacina Oxford-AstraZeneca COVID-19 (AZD1222) foi desenvolvida pela Universidade de Oxford e AstraZeneca. A equipa de desenvolvimento da vacina foi liderada por Sarah Gilbert (Figura-5A), e Adrian Hill (Figura-5B). A vacina utiliza um vector viral que é um adenovírus chimpanzé ChAdOx1.

No dia 30 de Dezembro de 2020, a vacina foi aprovada para utilização no Reino Unido e a primeira vacinação fora de um ensaio foi administrada a 4 de Janeiro de 2021. Posteriormente, a vacina foi aprovada por várias agências reguladoras de medicamentos em todo o mundo, incluindo a Agência Europeia de Medicamentos, e a Australian Therapeutic Goods Administration, e foi também aprovada para utilização de emergência pela Organização Mundial de Saúde.

Watanabe et al (2021) salientaram que o principal alvo das vacinas covid-19 é a glicoproteína de pico do vírus. Sugeriram que as vacinas adenovírus-vector podem fornecer uma plataforma útil para o fornecimento do antigénio viral que contribui para a produção de anticorpos neutralizantes.

Descreveram a estrutura, a conformação e a glicosilação da proteína S derivada da vacina ChAdOx1 nCoV-19/AZD1222 vetorizada por adenovírus. Mostraram o processamento e montagem pós-tradução nativa. Mostraram também a expressão das proteínas S na superfície das células adoptando a conformação de pré-fusão trimérica.

Watanabe et al sugeriram a utilização de vectores de adenovírus ChAdOx1 como plataforma principal para as vacinas covid-19.

Voysey et al (2021) relataram quatro estudos controlados em curso realizados no Reino Unido, Brasil, e África do Sul durante o período de 23 de Abril a 4 de Novembro de 2020,

Os estudos incluíram 23 848 participantes, com 18 anos ou mais e 11 636 participantes (7548 no Reino Unido, 4088 no Brasil) incluídos na análise provisória da eficácia primária.

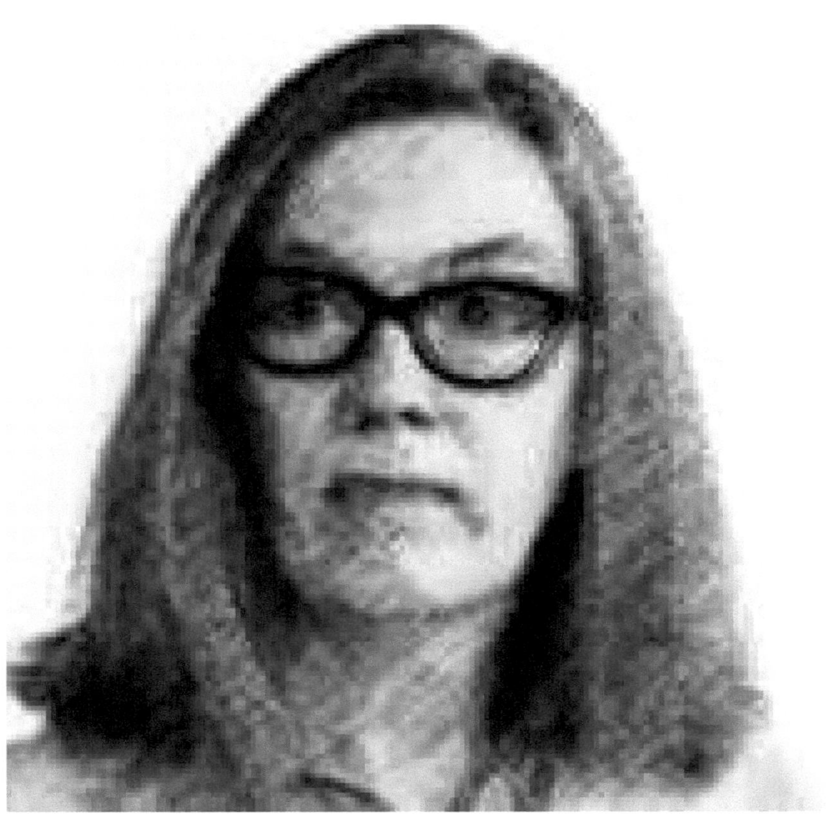

Figura-5A: Sarah Gilbert, professora de Vaccinologia no Instituto Jenner da Universidade de Oxford

Os participantes foram divididos num grupo de controlo e num grupo de vacinas que receberam a vacina ChAdOx1 nCoV-19 (duas doses contendo $5 \times {}^{1010}$ partículas virais, mas um subconjunto de participantes no Reino Unido recebeu uma meia dose como primeira dose (dose baixa) e uma dose padrão como segunda dose. O grupo de controlo recebeu a vacina conjugada dos grupos meningocócicos A, C, W, e Y ou soro fisiológico.

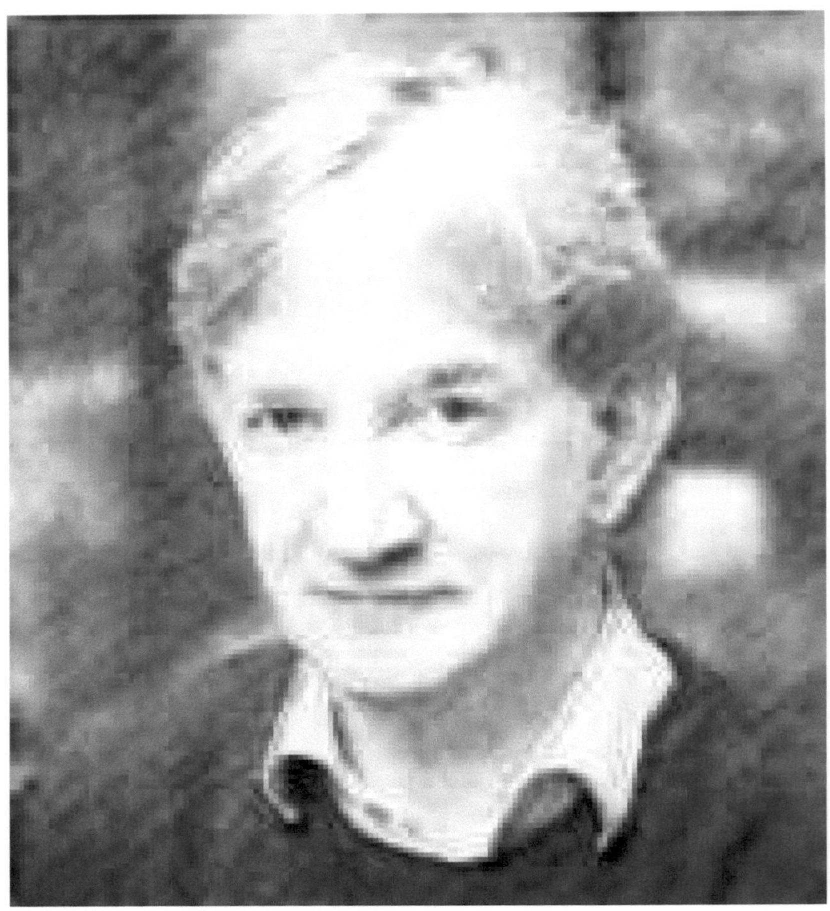

Figura-5B: Adrian Hill, e vacinologista irlandês e professor da Universidade de Oxford

A eficácia da vacina foi geralmente de 70-4% no grupo da vacina que incluía 5807 participantes, em comparação com 1-7% no grupo de controlo que incluía 5829 participantes.

Três semanas após a primeira dose, dez participantes foram hospitalizados por doença covid-19 e todos eles estavam no grupo de controlo. Dois dos dez pacientes hospitalizados foram considerados como tendo uma doença grave, e dos quais morreram.

Foram observados 175 efeitos secundários graves em 168 participantes, incluindo 84 no grupo da vacina ChAdOx1 nCoV-19 e 91 no grupo de controlo.

Três efeitos secundários foram considerados como possivelmente relacionados com uma vacina, incluindo um no grupo de vacinas ChAdOx1 nCoV-19, um no grupo de controlo, e um num participante que permaneceu mascarado para alocação em grupo.

Num outro estudo publicado durante Março, Voysey et al (2021) relataram quatro estudos, incluindo três ensaios controlados mono-cegos que incluíram um estudo fase I/II no Reino Unido (COV001), um estudo fase II/III no Reino Unido (COV002), e um estudo fase III no Brasil (COV003); e um estudo fase I/II duplo-cego na África do Sul (COV005). Os estudos foram realizados durante o período de 23 de Abril a 6 de Dezembro de 2020.

Como descrito anteriormente, indivíduos com 18 anos ou mais foram aleatoriamente atribuídos 1:1 para receber duas doses padrão de ChAdOx1 nCoV-19 ($5 \times {}^{1010}$ partículas virais) ou uma vacina de controlo ou placebo salino. No ensaio britânico, um subconjunto de participantes recebeu uma dose mais baixa ($2\text{-}2 \times {}^{1010}$ partículas virais) de ChAdOx1 nCoV-19 para a primeira dose.

17178 participantes dos quatro estudos foram incluídos na análise primária, incluindo 8597 que receberam a vacina ChAdOx1 nCoV-19 e 8581 que receberam uma vacina de controlo.

A eficácia da vacina mais de duas semanas após a segunda dose foi de 66-7% (95% CI 57-4-74-0), com 84 participantes a desenvolver a doença covid-19 (1-0%) dos 8597 participantes que receberam a vacina ChAdOx1 nCoV-19. Por outro lado, 248 participantes desenvolveram a doença covid-19 (2-9%) dos 8581 participantes do grupo de controlo.

Nenhum participante recebeu a vacina ChAdOx1 nCoV-19 foi hospitalizado por causa da doença covid-19 após o período inicial de exclusão de três semanas. Por outro lado, quinze participantes que não receberam a vacina ChAdOx1 nCoV-19 (grupo de controlo) foram hospitalizados por causa da doença da covid-19.

108 (0-9%) dos 12282 participantes que receberam a vacina ChAdOx1 nCoV-19, e 127 (1-1%) dos 11 962 participantes no grupo de controlo sofreram graves efeitos secundários.

Sete mortes ocorreram, mas foram consideradas não relacionadas com a vacina, incluindo dois participantes que receberam a vacina ChAdOx1 nCov-19, e cinco participantes no grupo de controlo. Uma das cinco mortes no grupo de controlo foi associada à doença covid-19.

Nas suas análises exploratórias, Voysey et al sugeriram que a eficácia da vacina após uma dose padrão única de vacina do 22° ao 90° dia após a vacinação era de 76-0% (59-3-85-9).

Voysey et al pensaram que a protecção contra a doença de covid-19 não diminuiu durante estes três meses iniciais. Constataram que os níveis de anticorpos foram mantidos durante os três meses iniciais, com um mínimo de declínio ao longo do dia 90.

Nos participantes que receberam duas doses padrão da vacina, após a segunda dose, a eficácia da vacina foi mais elevada nos participantes com um intervalo prime-boost mais longo (eficácia da vacina 81-3% [95% CI 60-3-91-2] em ≥12 semanas) do que nos participantes com um intervalo curto (eficácia da vacina 55-1% [33-0-69-9] em <6 semanas).

Voysey et al também relataram dados de imunogenicidade que mostraram que as respostas de anticorpos de ligação eram mais do dobro após um intervalo de doze ou mais semanas, em comparação com um intervalo de menos de seis semanas em participantes com idades entre os 18-55 anos (GMR 2-32 [2-01-2-68]). Voysey et al sugeriram que um intervalo de dose de 3 meses pode ser superior a um intervalo de dose curto para proteger o maior número de pessoas da população o mais cedo possível quando os fornecimentos são inadequados, e também pode melhorar a protecção após receber uma segunda dose.

REFERÊNCIAS

Watanabe Y, Mendonça L, Allen ER, et al. Native-like SARS-CoV-2 spike glycoprotein expressed by ChAdOx1 nCoV-19/AZD1222 vaccine. bioRxiv 2021 Jan 19:2021.01.15.426463. Doi: 10.1101/2021.01.15.426463.PMID: 33501433.

Voysey M, Clemens SAC, Madhi SA, et al. Segurança e eficácia da vacina ChAdOx1 nCoV-19 (AZD1222) contra a SARS-CoV-2: uma análise provisória de quatro ensaios controlados aleatorizados no Brasil, África do Sul, e Reino Unido. Lancet 2021 Jan 9; 397(10269):99-111.Doi:10.1016/S0140-6736 (20) 32661-1. PMID: 333069895.

Voysey M, Costa Clemens SA, Madhi SA, et al. Administração de dose única e a influência do momento da dose de reforço na imunogenicidade e eficácia da vacina ChAdOx1 nCoV-19 (AZD1222): uma análise conjunta de quatro ensaios aleatorizados. Lanceta. 2021 Mar 6; 397(10277):881-891. Doi: 10.1016/S0140-6736(21)00432-3. PMID: 33617777.

CAPÍTULO SETE: COVAXIN (BBV152)

A Covaxin (BBV152) é uma vacina completa, inactivada, desenvolvida pela Bharat Biotech em colaboração com o Indian Research Council of Medical Research e o National Institute of Virology. É formulada com uma molécula de agonista de 7/8 agonistas adsorvida a alúmen (Algel-IMDG) ou alúmen (Algel).

Ella et al (2021) relataram um estudo multi-centro, fase I controlada, que foi realizado em onze hospitais na Índia. O estudo incluiu 375 participantes, com idades compreendidas entre 18 e 55 anos, incluindo 300 em três grupos de vacinas de 300, e setenta e cinco participantes o grupo de controlo (recebeu apenas Algel).

Os participantes nos três grupos de vacinas receberam uma das três formulações (3 μg com Algel-IMDG, 6 μg com Algel-IMDG, ou 6 μg com Algel). A vacina foi administrada em duas doses intramusculares no dia 0 e no dia 14.

Após a recepção das duas doses, foram observados efeitos secundários locais e sistémicos em 17 participantes (17%; 95% CI 10-5-26-1) que receberam 3 μg com Algel-IMDG, 21 participantes (21%; 13-8-30-5) que receberam 6 μg com Algel-IMDG, 14 participantes (14%; 8-1-22-7) que receberam 6 μg com Algel , e dez participantes (10%; 6-9-23-6) que receberam apenas Algel.

Os efeitos secundários mais comuns foram a injecção de dor que ocorreu em 17 de 17 de 375 participantes (5%), dor de cabeça que ocorreu em 13 participantes (3%), fadiga que ocorreu em 11 participantes (3%), febre que ocorreu em 9 participantes (2%), e náuseas ou vómitos que ocorreram em sete (2%).

Todos os efeitos secundários foram ligeiros ou moderados e foram mais comuns após a primeira dose.

Um efeito secundário da pneumonite viral ocorreu num participante que recebeu 6 μg com Algel, mas foi considerado como não relacionado com a vacina.

As taxas de seroconversão foram 87-9% nos participantes que receberam 3 μg com Algel-IMDG, 91-9%, nos participantes que receberam 6 μg com Algel-IMDG, e 82-8% nos participantes que receberam 6 μg com Algel.
As respostas das células T CD4+ e CD8+ foram encontradas num subconjunto de dezasseis participantes de ambos os grupos Algel-IMDG [1].

Num outro artigo, publicado durante Março, Ella et al (2021) relataram um estudo multicêntrico e controlado de fase II, realizado em nove hospitais na Índia. O estudo incluiu 380 adultos saudáveis e adolescentes participantes (com idades entre os 12-65 anos). 190 participantes receberam uma 3 µg com a vacina Algel-IMDG, e 190 participantes receberam uma 6µg com a vacina Algel-IMDG.

A vacina foi administrada em duas doses intramusculares de vacina no dia 0 e no dia 28.

Os títulos médios (GMTs; PRNT50) no dia 56 foram significativamente maiores no 6 µg com a vacina Algel-IMDG do que no 3 µg com a vacina Algel-IMDG.

A seroconversão baseada na PRNT50 no dia 56 estava disponível para 171 participantes (92-9% [95% CI 88-2-96-2] de 184 participantes que receberam a 3 µg com a vacina Algel-IMDG, e estava disponível para 174 participantes (98-3% [95-1-99-6]) de 177 participantes que receberam a 6 µg com a vacina Algel-IMDG.

GMTs (MNT50) no dia 56 foram 92-5 (95% CI 77-7-110-2) nos participantes que receberam 3 µg com a vacina Algel-IMDG, e foi 160,1 (135-8-188-8) nos participantes que receberam 6 µg com a vacina Algel-IMDG.

A seroconversão baseada em MNT50 no dia 56 estava disponível para 162 participantes (88-0% [95% CI 82-4-92-3]) de 184 participantes que receberam a 3 µg com a vacina Algel-IMDG, e disponível para 171 participantes (96-6% [92-8-98-8]) de 177 participantes que receberam a 6 µg com a vacina Algel-IMDG.

Ella et al não encontraram diferença importante na percentagem de participantes que receberam os 3 µg com a vacina Algel-IMDG, e os participantes que receberam os 6 µg com a vacina Algel-IMDG e sofreram efeitos secundários locais ou sistémicos. Não reportaram a ocorrência de efeitos secundários graves no estudo.

Ella et al enfatizaram que, na fase I do estudo, a vacina BBV152 resultou em respostas de anticorpos altamente neutralizantes que continuaram a ser elevadas em todos os participantes aos três meses após a segunda vacinação.
No estudo da fase II, a vacina BBV152 resultou em melhores resultados em termos de reatogenicidade e segurança, e melhorou as respostas imunitárias humorais e mediadas por células em comparação com o estudo da fase I. Também salientaram a formulação de 6 µg com a vacina Algel-IMDG para o estudo de eficácia da fase III [2].

REFERÊNCIAS

1-Ella R, Vadrevu KM, Jogdand H, et al. Segurança e imunogenicidade de uma vacina inactivada SARS-CoV-2, BBV152: um ensaio duplo-cego, aleatorizado, fase 1. Lancet Infect Dis 2021 Jan 21:S1473-3099(20)30942-7. Doi: 10.1016/S1473-3099(20)30942-7.PMID: 33485468.

2-Ella R, Reddy S, Jogdand H, et al. Segurança e imunogenicidade de uma vacina inactivada SARS-CoV-2, BBV152: resultados provisórios de um ensaio duplo-cego, aleatorizado, multicêntrico, fase 2, e seguimento de 3 meses de um ensaio duplo-cego, fase 1 aleatorizado. Lancet Infect Dis 2021 Mar 8:S1473-3099(21)00070-0. Doi: 10.1016/S1473-3099(21)00070-0.PMID: 33705727.

CAPÍTULO OITO: CORONAVAC (VACINA SINOVAC COVID-19)

CoronaVac (vacina Sinovac COVID-19) é uma vacina antiviral inactivada desenvolvida por Sinovac Biotech Sinovac Life Sciences, Pequim, China. Foi desenvolvida utilizando uma tecnologia tradicional semelhante às vacinas BBIBP-CorV e BBV152. CoronaVac não precisa de ser armazenada congelada, e pode ser armazenada e transportada a 2-8 °C.

A vacina utilizada na fase I foi produzida utilizando um processo de fábrica de células (CellSTACK Cell Culture Chamber 10, Corning, Wujiang, China) de uma forma dose-escalar, enquanto que a vacina utilizada na fase II foi fabricada utilizando um processo bioreactor (ReadyToProcess WAVE 25, GE, Umea, Suécia).

Zhang et al (2021) relataram um estudo de fase I/II, controlado por placebo, que incluiu participantes com idades entre os 18-59 anos que estavam inscritos na comunidade do condado de Suining na província de Jiangsu.

Durante o período de 16 de Abril a 25 de Abril de 2020, 144 participantes juntaram-se ao estudo da fase I, e durante o período de [3] de Maio a [5 de] Maio de 2020, 600 participantes juntaram-se ao estudo da fase II.

A vacina foi administrada em dois calendários de vacinação, o grupo de vacinação dos dias 0 e 14 e o grupo de vacinação dos dias 0 e 28.

Na fase I do estudo. os primeiros trinta e seis participantes em cada grupo foram divididos em grupo vacinal de 24 participantes que receberam uma dose baixa de CoronaVac 3 μg por 0-5 ml de hidróxido de alumínio diluente por dose, e um grupo placebo.

Os primeiros trinta e seis participantes em cada grupo foram divididos em grupo vacinal de 24 participantes que receberam alta dose de CoronaVac 6 μg por 0-5 ml de diluente de hidróxido de alumínio por dose, e um grupo placebo.

No estudo da fase II, no rastreio, os participantes foram inicialmente divididos em dois grupos; o grupo de vacinas dos dias 0 e 14 e o grupo de vacinas dos dias 0 e 28.
Posteriormente, os participantes foram divididos aleatoriamente em três grupos (2:2:1) para receber duas doses de CoronaVac de baixa dose, CoronaVac de alta dose, ou placebo.

143 participantes receberam pelo menos uma dose da vacina para o estudo da fase I, e 600 para o estudo da fase II.

Na fase I do estudo, os efeitos secundários para o grupo dos dias 0 e 14 ocorreram em sete (29%) participantes de 24 participantes que receberam 3 μg de dose, em nove (38%) de 24 participantes que receberam 6 μg de dose, e em dois (8%) de 24 participantes que receberam placebo.

efeitos secundários para o grupo dos dias 0 e 28, ocorreram em três participantes (13%) de 24 participantes que receberam 3 μg de dose, em quatro participantes (17%) de 24 participantes que receberam 6 μg de dose, e em três participantes (13%) de 23 participantes que receberam placebo.

A seroconversão dos anticorpos neutralizantes no 14º dia após o grupo de vacinas dos dias 0 e 14 ocorreu em 11 participantes (46%) de 24 participantes que receberam 3 μg de dose, em 12 participantes (50%) de 24 participantes que receberam 6 μg de dose, e em nenhum (0%) participante que recebeu placebo.

A seroconversão dos anticorpos neutralizantes no 28º dia após os dias 0 e 28 grupo de vacinas ocorreu em 20 participantes (83%) de 24 participantes que receberam 3 μg de dose, em 19 participantes (79%) de 24 participantes que receberam 6 μg de dose, e num participante (4%) de 24 participantes que receberam placebo.

No estudo da fase II, os efeitos secundários para o grupo dos dias 0 e 14 ocorreram em 40 participantes (33%) de 120 participantes que receberam 3 μg de dose, em 42 participantes (35%) de 120 participantes que receberam 6 μg de dose, e em 13 participantes (22%) de 60 participantes que receberam placebo.

Os efeitos secundários para o grupo de vacinas dos dias 0 e 28 ocorreram em 23 participantes (19%) de 120 participantes que receberam 3 μg de dose, em 23 participantes (19%) de 120 participantes que receberam 6 μg de dose, e em 11 participantes (18%) de 60 participantes que receberam placebo.

A seroconversão de anticorpos neutralizantes ocorreu em 109 participantes (92%) de 118 participantes que receberam 3 μg de dose, em 117 participantes (98%) de 119 participantes que receberam 6 μg de dose, e em dois participantes (3%) de 60 participantes que receberam placebo no 14º dia após os dias 0 e 14 do grupo de vacinas, enquanto no 28º dia após o grupo de vacinas dos dias 0 e 28, a seroconversão ocorreu em 114 participantes (97%) de 117 participantes que receberam 3 μg de dose, 118 participantes (100%) de 118 participantes que receberam 6 μg de dose, e ocorreu em nenhum (0%) participante de 59 participantes que receberam placebo [1].

Zhang et al recomendaram a utilização da dose de 3 μg de CoronaVac para avaliação da eficácia na fase I do estudo.

Wu et al (2021) relataram um estudo de fase I/II do CoronaVac controlado por placebo, que inclui participantes adultos saudáveis, com sessenta anos ou mais e foi realizado em Renqiu (Hebei, China).

Durante o período de 22 de Maio a 1 de Junho de 2020, setenta e dois participantes foram inscritos na fase I do estudo, incluindo 24 participantes em cada grupo de vacinas e 24 participantes no grupo de placebo.

Durante o período de 12 de Junho a [15 de] Junho de 2020, 350 participantes foram inscritos no estudo da fase II, incluindo 100 participantes em cada um dos três grupos de vacinas e 50 participantes no grupo placebo.

A vacina ou placebo foi administrada por injecção intramuscular em duas doses (dias 0 e 28).

A Fase I incluiu um estudo de dose-escalação, onde os participantes foram divididos em dois grupos para receber 3 µg vírus inactivados em 0-5 ml de solução de hidróxido de alumínio por injecção ou 6 µg por injecção. Dois terços de cada grupo receberam CoronaVac ou placebo (solução de hidróxido de alumínio apenas).

No estudo da fase II, os participantes foram divididos em quatro grupos (2:2:2:1) para receber o CoronaVac em 1-5 µg, 3 µg, ou 6 µg por dose, ou placebo.

Nas duas fases, dentro de 28 dias após a injecção, ocorreram efeitos secundários em 20 participantes (20%) de 100 participantes que receberam 1-5 µg de dose, em 25 participantes (20%) de 125 participantes que receberam 3 µg de dose, em 27 participantes (22%) de 123 participantes que receberam 6 µg de dose, e em 15 (21%) de 73 participantes que receberam o grupo placebo.

Todos os efeitos secundários foram ligeiros ou moderados em gravidade e a dor no local da injecção foi o efeito secundário mais comum ocorrendo em 39 participantes (9%) de 421 participantes.

A 28 de Agosto de 2020, oito efeitos secundários ocorreram em sete participantes (2%), mas foram considerados como não relacionados com a vacina.

Na fase I, a seroconversão após a segunda dose ocorreu em 24 de 24 participantes (100-0% [95% CI 85-8-100-0]) que receberam 3 µg dose e em 22 de 23 participantes (95-7% [78-1-99-9]) que receberam 6 µg dose.

Na fase II, a seroconversão ocorreu em 88 de 97 participantes que receberam 1-5 dose µg (90-7% [83-1-95-7]), em 96 de 98 participantes que receberam 3 doses µg (98-0% [92-8-99-8]), e em 97 de 98 (99-0% [94-5-100-0]) participantes que receberam 6 doses µg. As respostas de anticorpos não ocorreram nos grupos de placebo.

Wu et al sugeriram que o CoronaVac era seguro e bem tolerado em participantes adultos mais velhos. Como os títulos de anticorpos neutralizantes produzidos pela vacina 3 µg dose eram semelhantes aos produzidos pela vacina 6 µg dose, e superiores aos produzidos pela vacina 1-5 µg dose, sugeriram a utilização da 3 µg dose CoronaVac no estudo da fase II dos ensaios [2].

REFERÊNCIAS

1-Zhang Y, Zeng G, Pan H, et al. Segurança, tolerabilidade, e imunogenicidade de uma vacina inactivada contra a SRA-CoV-2 em adultos saudáveis com idades compreendidas entre os 18-59 anos: um ensaio clínico aleatório, duplo-cego, controlado por placebo, fase 1/2. Lancet Infect Dis 2021 Fev; 21(2):181-192. Doi: 10.1016/S1473-3099(20)30843-4. PMID: 33217362.

2-Wu Z, Hu Y, Xu M, Chen Z, Yang W, Jiang Z, Li M, Jin H, Cui G, Chen P, Wang L, Zhao G, Ding Y, Zhao Y, Yin W. Segurança, tolerabilidade, e imunogenicidade de uma vacina inactivada SRA-CoV-2 (CoronaVac) em adultos saudáveis com 60 anos de idade ou mais: um ensaio clínico aleatório, duplo-cego, controlado por placebo, fase 1/2. Lancet Infect Dis 2021 Fev 3:S1473-3099(20)30987-7. Doi: 10.1016/S1473-3099(20)30987-7. PMID: 33548194.

CAPÍTULO NOVE: JOHNSON & JOHNSON COVID-19 (AD26.COV2.S)

A vacina COVID-19 (Ad26.COV2.S) da Johnson & Johnson é uma vacina vectorial recombinante e de replicação do serotipo 26 (Ad26) do adenovírus. Contém uma proteína covid-19 de pico covid-19 estabilizada e de comprimento total.

Foi desenvolvido pela Janssen Vaccines em Leiden (Holanda), e pela Janssen Pharmaceuticals belga, uma subsidiária da empresa americana Johnson & Johnson. A vacina é administrada numa só dose e não precisa de ser congelada quando armazenada e durante o transporte.

A vacina foi autorizada para utilizações de emergência pela US Food and Drug Administration e foi autorizada para uma comercialização condicional pela Agência Europeia de Medicamentos.

Sadoff et al (2021) relataram um estudo multicêntrico, controlado por placebo, fase I-IIa, que incluiu participantes adultos saudáveis com idades entre os 18-55, 65 anos ou mais. Os participantes receberam a vacina Ad26.COV2.S de dose baixa (5×1010 partículas virais/ml) ou a vacina de dose alta (1×1011 partículas virais/ml) ou placebo, numa programação de dose única ou dose dupla.

Os efeitos secundários mais frequentes foram a fadiga, dor de cabeça, mialgia, e o local de injecção da dor.

O efeito secundário sistémico mais frequente foi a febre. Os efeitos secundários sistémicos eram menos comuns na faixa etária mais velha, e também menos nos participantes que receberam a vacina baixa.

A reatogenicidade foi menor após a segunda dose. Os títulos de anticorpos neutralizantes contra vírus do tipo selvagem foram encontrados em 90% ou mais de todos os participantes no dia 29 após a primeira dose de vacina (Título médio [GMT], 224 a 354), e atingiram 100% ao dia 57 com mais elevação nos títulos (GMT, 288 a 488), independentemente do grupo etário ou da dose da vacina.

Os títulos continuaram estáveis pelo menos até ao dia 71. A segunda dose foi associada a uma elevação no título por um factor de 2,6 a 2,9 (GMT, 827 a 1266).

As respostas de anticorpos de ligação a espigões foram semelhantes às respostas de anticorpos neutralizantes. No dia 14, foram observadas respostas de células T CD4+ em 76 a 83% dos participantes no grupo etário mais jovem e em 60 a 67%

do grupo etário mais velho, com um enviesamento óbvio para células T helper de tipo 1. As respostas das células T CD8+ foram geralmente fortes, mas foram mais baixas no grupo etário mais velho.

REFERÊNCIAS

Sadoff J, Le Gars M, Shukarev G, et al. Resultados provisórios de um ensaio fase 1-2a da vacina Ad26.COV2.S Covid-19. N Engl J Med 2021 Jan 13: NEJMoa2034201. Doi: 10.1056/NEJMoa2034201PMID: 33440088.

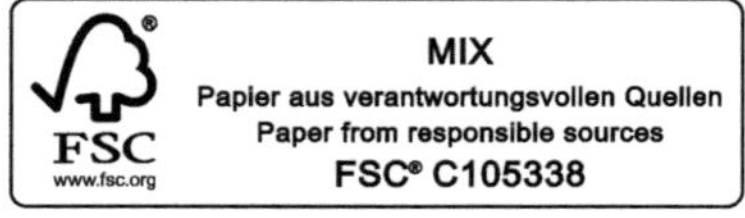

Printed by Books on Demand GmbH, Norderstedt / Germany